Rômulo B. Rodrigues

CUIDE DE VOCÊ E TENHA MAIS QUALIDADE DE VIDA
Cuidar de si mesmo é imprescindível para se obter uma vida plena e satisfatória

Vol. II

São Paulo
2ª Edição- 2018

amazonkindle

CUIDE DE VOCÊ E TENHA MAIS QUALIDADE DE VIDA, por Rômulo B. Rodrigues

CUIDE DE VOCÊ E TENHA MAIS QUALIDADE DE VIDA, por Rômulo B. Rodrigues

RODRIGUES, Rômulo B. CUIDE DE VOCÊ E TENHA MAIS QUALIDADE DE VIDA / Rômulo B. Rodrigues – Amazon. 2018.

Organização: Rômulo Borges Rodrigues

Impresso pela Amazon – 2018.

2018. Escrito e produzido no Brasil.

1. Saúde. Terapias Alternativas. 2. Qualidade de vida. I. Título.

ISBN 978-1537246178

Amazon Serviços de Varejo do Brasil Ltda.
CNPJ 15.436.940/0001-03
Av. Juscelino Kubitschek, 2041 – Torre E – 18° andar
São Paulo - SP

CUIDE DE VOCÊ E TENHA MAIS QUALIDADE DE VIDA, por Rômulo B. Rodrigues

SUMÁRIO

Dedico esta obra aos filhos Júlio César e João Víctor.

Agradecimentos

Agradeço à minha mãe adotiva (In Memoriam), que me orientou e me ensinou a ser o que sou e sei hoje.

Prefácio

Para termos saúde perfeita, equilíbrio, mais qualidade de vida e, consequentemente, longevidade, é imprescindível que saibamos a arte de cuidar de nós mesmos.

Ao contrário do que se possa imaginar, essa é uma arte fácil de aprender. Basta que prestemos atenção às mensagens, avisos e alertas que o nosso cérebro e o nosso corpo nos enviam constantemente.

Tendo essa consciência e percepção, automaticamente, passamos a ter mais cuidado e atenção conosco, nos harmonizamos e adquirimos assim uma vida plena e satisfatória.

Portanto, cuidar de nós mesmos é vital.

Boa leitura.

CUIDE DE VOCÊ E TENHA MAIS QUALIDADE DE VIDA, por Rômulo B. Rodrigues

SÍNTESE DOS RECURSOS TERAPÊUTICOS DA MEDICINA DA ÁREA DA HOLÍSTICA

HOMEOPATIA

Homeopatia é uma palavra de origem grega que significa "doença semelhante." É uma doutrina médica, ou sistema médico vitalista, que concebe as doenças como resultados de alterações da energia vital e da rede vital intrínseca.

O tratamento é feito com medicamentos que produzem, no homem sadio, grupos de sintomas semelhantes (baseado no postulado de Hipócrates similia similibus curantur, ou seja: semelhante se cura com semelhante). Esses medicamentos, ao passarem pelo processo de preparação farmacológica homeopática, liberam sua energia curativa. Constituem, então, "medicamentos – energia," e quando ministrados isoladamente (remédios simples), em doses mínimas infinitesimais, agem sobre a energia vital alterada.

Segundo se sabe, a homeopatia teve seu início como ciência, com o médico saxão Samuel Hahnemann (1755 – 1843), porém, já existia desde muitos séculos.

Hipócrates foi o primeiro de que se tem notícia a formular o princípio da semelhança e aplicar tal princípio, o que ele próprio deixa transparecer na seguinte observação: "A doença é produzida pelos semelhantes, e pelos semelhantes que a produziram, o paciente retorna da doença à saúde. Desse modo, o que provoca a estrangúria inexistente cura a estrangúria que existe; a tosse, como a estrangúria, é causada e curada pelo mesmo agente".

Percorrendo os séculos, os preceitos doutrinários homeopáticos foram se firmando numa sistemática médica ampla e bem estruturada. Hoje, existem numerosos hospitais, médicos e farmácias homeopáticas espalhadas pelo mundo inteiro.

Nos tempos atuais, a imunologia vem comprovando e descobrindo os métodos homeopáticos antes inexplicáveis em termos científicos-analíticos diretos.

Na homeopatia existe um método especial de preparo dos medicamentos, constituindo a farmacotécnica homeopática.

Para uma melhor compreensão da ação homeopática, é necessário observar que seu principal efeito é estimular o organismo e suas defesas para o estabelecimento da cura; ao passo que a alopatia, procedendo a um combate direto, "age no lugar do organismo" e por isso inibe a capacidade orgânica de se autoequilibrar. Ao invés de agir através do desgaste de energias, como é o caso dos remédios alopáticos (antibióticos, imunossupressores, corticóides, etc), o "medicamento semelhante à doença" age acumulando energia – a mesma necessária para produzir a reestruturação dos processos orgânicos normais.

Em casos graves, bem como em emergências, os médicos homeopatas podem fazer uso de certos remédios alopáticos, como nos casos dos antibióticos, mas, após o tratamento de emergência, esse mesmo medicamento será dinamizado e ministrado ao doente para se evitar seus efeitos colaterais (tratamento isoterápico).

Além dos remédios já citados e dos tratamentos de correção com os próprios agentes medicamentosos (como os antibióticos dinamizados, por exemplo), costuma-se empregar partes doentes do paciente para produzir os chamados "bioterápicos," ou nosódios, e sarcódios.

Outro tipo de tratamento é a "auto-hemoterapia dinamizada," que usa o próprio sangue dinamizado do doente no combate à suas enfermidades. Esse tratamento é bastante eficaz em diversos casos, principalmente os relacionados com afecções dermatológicas e alérgicas. Para a sua execução é necessária a participação de um médico homeopata e a indicação de um laboratório confiável.

A homeopatia é uma medicina que busca conhecer a totalidade dos sintomas apresentados, as características individuais do doente, as modalidades da doença (fatores de melhora, de piora, variações). Devido a isso, existe uma grande diferença em relação à alopatia, que possui remédios padronizados, voltados apenas para os sintomas.

Existem muitas escolas e técnicas diferentes em homeopatia, mas a base filosófica e ideologia é a mesma.

FITOTERAPIA

Fitoterapia é o método de tratamento através das plantas medicinais. Consiste no mais antigo método de medicina que se conhece, pois o homem sempre fez uso de ervas na tentativa de curar os mais diversos males.

As plantas medicinais constituem a principal fonte de matéria-prima para a produção de muitos remédios alopáticos e homeopáticos.

Numa análise mais apurada, percebe-se que a terapêutica baseada no emprego de ervas pode ser tanto homeopática como alopática e mesmo isoterápica – tudo dependendo de como o agente medicamentoso é preparado.

Muitas das drogas conhecidas são extraídas das plantas medicinais. Mais de 80% dos remédios de farmácia tiveram sua origem antes no reino vegetal, para depois serem sintetizados. O princípio ativo, contudo, é apenas um dos fatores dentre os vários que participam dos efeitos dos vegetais, pois, uma planta é composta por um conjunto de fatores responsáveis pelos seus efeitos.

Baseados em antigos ensinamentos e em modernas experimentações, sabe-se que as plantas possuem outras propriedades além das inerentes aos seus compostos químicos, como por exemplo: a energia estrutural intrínseca de cada erva; suas características morfológicas; a importância do momento em que é colhida; tudo isso influi nas suas atividades e ações farmacológicas, além de muitos atributos e propriedades ainda desconhecidos pela maioria das pessoas, como a fase da lua, a estação do ano, entre outros.

Esses argumentos mostram que quando se aplica determinado tratamento à base de ervas e este não produz resultados esperados, pode ser que ela não tenha sido bem escolhida ou ministrada, uma vez que é ampla e complexa a ciência da sua seleção.

A moderna farmacologia, que utiliza apenas o princípio ativo dos vegetais, poderia ampliar os resultados terapêuticos se fizesse identificação desses fatores e os conhecesse de forma mais profunda – e poderia extrair dos vegetais um potencial terapêutico bem maior.

As principais indicações fitoterápicas apresentam-se sob a forma de chás, por ser o modo mais comum de ministrar uma planta medicinal. Além desta, indicam-se também as tinturas oficinais (vegetais macerados em álcool em concentrações específicas), consubstanciando todas as formas possíveis de utilização das plantas medicinais.

HIDROTERAPIA

É a técnica que utiliza a água como recurso terapêutico. É também um dos mais antigos métodos de tratamento natural.

Em medicina natural, a hidroterapia é um dos tratamentos indispensáveis, dada a sua importância e a sua eficácia.

A água é usada sob a forma de duchas, jatos, banhos, imersões, compressas, saunas, etc. Os banhos podem ser de corpo inteiro ou de partes, como pedilúvios (banho apenas nos pés), manilúvios (banho apenas nas mãos), semicúpios (banho de parte do corpo), banhos de assento (apenas de pélvis), banhos de cabeça, apenas das costas, etc. Também os banhos podem ser feitos em duas ou mais partes simultaneamente.

A técnica da hidroterapia é hoje conhecida não só da naturopatia, mas também é estudada e aplicada nos círculos mais sofisticados da medicina oficial.

Existem muitas escolas de medicina natural que procuram explicar os efeitos da água no organismo. Mas, em síntese, ocorre o seguinte:

1 – Eliminação das toxinas que prejudicam as funções orgânicas.
2 – Normalização dos mecanismos de compensação e equilíbrio.
3 – Normalização da má distribuição do calor (reequilíbrio térmico).
4 – Reequilíbrio da energia vital.
5 – Normalização do equilíbrio do sistema nervoso autônomo.

Devido aos fenômenos da vasoconstrição e vasodilatação (dilatação e contração dos vasos sanguíneos arteriais), ocorre eliminação do material tóxico acumulado proveniente da alimentação moderna, principalmente com o uso da sauna e das duchas frias nos intervalos da mesma. Também ocorre a eliminação tóxica através do suor abundante que é comumente provocado pelos métodos da hidroterapia.

Outro efeito verificado é a renovação da energia vital. Pois, a água, principalmente quando natural e pura, retira energias perniciosas do corpo e transfere vitalidade curativa.

O reequilíbrio térmico é um dos efeitos mais notáveis que se observa com o uso da água.

Segundo vários autores, a alimentação moderna, tóxica e industrializada (desvitalizada), usada em excesso, produz acúmulos intestinais e dilatações digestivas que determinam retenções de resíduos. Com isso, aflui uma quantidade maior de sangue para o aparelho digestivo fazendo que surja, assim, roubo de calor para essa região. O acúmulo de alimentos e resíduos nos intestinos, a fermentação e a constante putrefação interna são abundantes e excessivas. O calor acumula-se então nas vísceras e a assimilação de toxinas é maior.

O método hidroterápico, auxiliado por uma dieta apropriada, é uma das mais importantes armas de que hoje dispõe a medicina natural para tratar e prevenir a maioria das doenças que conhecemos, principalmente as infecções e os tumores, resultantes da diminuição da resistência e da degeneração biológica comum nos dias atuais.

Também é conhecido o efeito de relaxamento e tranquilizarão da hidroterapia, principalmente quanto às saunas, os banhos de assento, etc. Daí a sua indicação nos problemas psíquicos e mentais.

No que se refere ao estresse, é uma das mais valiosas formas de reequilíbrio. O sistema nervoso autônomo (simpático e parassimpático) é beneficiado pelo processo, que se constitui, assim, num poderoso antidistônico, pois o desequilíbrio entre os dois sistemas antagônicos e complementares é refeito eficazmente.

GEOTERAPIA

A geoterapia é o sistema de tratamento através da terra comum, sendo o mais comum a argila, nas suas mais variadas formas. A utilização da argila (ou barro) no combate às doenças é também um dos recursos mais antigos e tradicionais da humanidade. Seu poderoso efeito deve-se à capacidade da terra reter energia proveniente da luz solar em seus cristais. A argila é capaz de retirar do organismo as energias perniciosas e de transferir energia vital para as áreas afetadas. Além disso, conhece-se o seu efeito de produzir o almejado reequilíbrio térmico do organismo. Pois, segundo as leis da hidroterapia, as doenças originam-se a partir da má distribuição do calor no organismo.

Existem tratados antigos ensinando o uso da argila na cura de numerosas doenças, entre elas os tumores, o reumatismo, a gota, a pressão alta, as inflamações localizadas, as dores dos mais variados tipos e muitas doenças da pele.

A argila a ser usada é aquela bem úmida que é utilizada para modelagens, telhas, tijolos, etc. É necessário que seja retirada de um local não poluído, e sua consistência deve ser sólida, úmida, moldável e "gordurosa," capaz de formar liga e umedecer as mãos.

As melhores indicações para a compressa de argila são: tumores malignos, infecções localizadas (amidalites, apendicites, pneumonias, otites), dores de cabeça, reumatismos, artrites, febres infantis (testa e abdome), diarréias crônicas e muitas outras.

Não é aconselhado o uso em feridas abertas e o uso via oral, como é feito na naturopatia clássica, por não existir um aprofundamento científico desta variante e devido aos seus prováveis riscos.

CUIDE DE VOCÊ E TENHA MAIS QUALIDADE DE VIDA, por Rômulo B. Rodrigues

ACUPUNTURA

Como parte do sistema terapêutico e diagnóstico da medicina oriental, a acupuntura é um método milenar de tratamento através das agulhas.

De acordo com a tradição, o empirismo, a dialética e a experiência dos chineses, existem no corpo vários canais especiais invisíveis e impalpáveis que passam sob a pele, carreando um tipo especial de energia que, depois de captada por receptores também especiais, é levada por esses canais a todas as partes do corpo, vitalizando-o e tornando possível a vida, que não existiria sem tal energia, que é chamada ki pelos japoneses e ch'i pelos chineses. Os canais aqui citados são chamados "meridianos," que, à maneira dos nervos e vasos do corpo, ramificam-se em meridianos menores.

Existem 14 meridianos principais no corpo humano. Os 12 primeiros meridianos são pares e bilaterais; os 2 últimos são ímpares e centrais. Esses meridianos possuem pontos especiais ao longo de sua trajetória, e é através de tais pontos que o acupunturista faz o diagnóstico e introduz as agulhas. O tratamento pela acupuntura consiste em fazer fluir de forma harmônica e equilibrada a energia que pode estar estagnada ou em excesso nesses pontos.

Na China, uma infinidade de doenças são tratadas por meio desse processo.

Têm surgido descobertas científicas que tendem a comprovar aquilo que os orientais já conhecem há muitos séculos; ou seja, a existência de certos "pontos" e "canais" do nosso corpo.

Para se conhecer e praticar a acupuntura, é necessário um estudo apurado de suas bases, seus efeitos, seus métodos e seus processos.

Para a execução do tratamento acupuntural, é necessário o concurso de um profissional competente ou um orientador experimentado.

A acupuntura divide-se também em vários ramos, sendo os principais: a acupuntura propriamente dita, que trata por meio de agulhas; a moxabustão, que trata por meio de moxas, ou materiais incandescentes, feitos com um erva especial; o shiatsu, ou sistema de massagens em pontos específicos através de um aplicador; o do-in, ou automassagens nos pontos acupunturais. Todos esses ramos baseiam-se na mesma doutrina – a medicina chinesa.

AURICULOACUPUNTURA

A auriculoacupuntura consiste num sistema acupuntural aplicado de forma limitada ao pavilhão auricular. Representa uma técnica à parte da acupuntura clássica que age em nível corporal geral, seguindo técnica apropriada e exigindo larga experiência do aplicador.

A aplicação de agulhas apenas na orelha é a prática dos desconhecidos "médicos pés-descalços" na China e tem sido de grande utilidade nas ações de saúde deste país.

Não é necessário possuir profundos conhecimentos para a execução, o que permite que pessoas de menos preparo a pratiquem. Tanto a técnica de aplicação quanto a sua teoria básica são de fácil acesso, sem a exigência de muita capacidade diagnóstica, como é o caso da necessidade de conhecer a pulsologia, ou diagnóstico pelo pulso do paciente.

O pavilhão auricular é um dos chamados microssistemas holísticos,[1] pelo fato de conter pontos que representam diversas áreas e órgãos.

SHIATSU

O shiatsu é um método de massagem nos pontos acupunturais que exige o concurso de um aplicador.

Existem dois tipos de tratamento: o específico – de aplicações diretamente sobre os pontos; e o inespecífico, ou auxiliar – que trata-se de um sistema de massagens gerais especiais. Ambos podem ser aprendidos facilmente e não precisam muito conhecimento da acupuntura.

O shiatsu consiste em pressionar determinados pontos chamados tsubos que formam linhas ou canais (meridianos) de energia pelo corpo (método similar ao da acupuntura).

Shiatsu literalmente significa pressão com os dedos: "shi" significa dedos e "atsu" significa pressão ou contato.

O shiatsu tem a finalidade de equilibrar e restabelecer o fluxo da energia vital (Ki) nos meridianos.

Na medicina oriental, a doença é uma estagnação do Ki, um bloqueio no fluxo do Ki, um desequilíbrio na energia da pessoa e uma das formas para restabelecer o fluxo do Ki, é através do shiatsu. Pressionando os pontos do meridiano, o órgão irá produzir mais Ki para circular na área com energia estagnada ou com dor.

O shiatsu é reconhecido pelo Ministério da Saúde do Japão como "uma forma de manipulação que visa corrigir o mau funcionamento interno, promover e manter a saúde e tratar de doenças específicas."

DO-IN

Como a acupuntura, o shiatsu e a moxabustão, o do-in é um método terapêutico de estimulação de pontos estratégicos localizados na pele e diretamente relacionados ao funcionamento do organismo.

Sistema de massagem oriental, diferencia-se do shiatsu (praticado por massagista especializado), por ser uma técnica essencialmente simples de massagem que, além do conhecimento prévio da localização dos pontos de tratamento, exige apenas a disposição de se estabelecer um diálogo táctil com o próprio organismo.

Apesar da simplicidade, a prática do do-in demonstra resultados altamente benéficos na preservação e no tratamento de uma variedade de distúrbios, especialmente aqueles relacionados com disfunções orgânicas e suas manifestações.

A estimulação dos pontos através de pressão, fricções e massagens atua no fluxo energético do corpo (a energia responsável pelo funcionamento do organismo), intensificando a força vital pelas disfunções orgânicas.

Há no do-in duas modalidades distintas de tratamento: o preventivo – exercícios constituídos de massagens, fricções, estalamentos de juntas e outros movimentos conjugados a exercícios respiratórios, os quais devem ser praticados diariamente para reequilibrar o organismo, estimular o metabolismo e auxiliar o funcionamento dos órgãos em geral; e o sintomático – a estimulação isolada de um ou mais pontos para o alívio imediato de dores e outras manifestações agudas.

A prática do do-in torna-se desaconselhável em ocasiões excepcionais, tais como: o tratamento local em áreas onde existam contusões, inflamações, erupções ou varizes, a massagem abdominal durante a gravidez, a prática de exercícios gerais em estado febril ou após refeição pesada.

MEDICINA POPULAR

Contrariamente ao que julgam, a maioria dos médicos menos informados, a medicina popular, ou a medicina indígena, não é uma prática de ignorantes ou analfabetos que se aventuram em aplicar remédios. Ela representa e é a expressão de uma sabedoria milenar, registrada no inconsciente coletivo de um povo, nação ou região.

A própria Organização Mundial de Saúde (OMS) recomenda a valorização e a utilização dos recursos medicinais regionais, principalmente a medicina natural, devido ao seu caráter preventivo, simples, barato e sem efeitos colaterais, com os quais o povo se identifica.

As raízes culturais de um povo estão manifestadas nos seus curandeiros autênticos, nos raizeiros, nas rezadeiras, nas parteiras, que funcionam numa comunidade como verdadeiros agentes primários de saúde.

Se hoje as doenças tropicais, as doenças infectocontagiosas e degenerativas infestam também as regiões agrestes e rurais, isto se deve muito mais à expansão da mentalidade farmacológica e analítica da medicina do que à incapacidade dos curandeiros em administrar a situação de saúde das comunidades onde vivem.

Em termos de comparação, contudo, a qualidade de vida é bem melhor nas pequenas cidades, vilas e lugarejos, do que nos grandes centros e megalópolis do mundo, estas assistidas pela medicina mais sofisticada e de vanguarda.

Os pajés, curandeiros, parteiras e demais elementos sagrados de uma comunidade, quando comparados ao médico comum, parecem ter muito mais a ensinar do que a aprender, uma vez que dispõem da magia da conexão intuitiva com as leis e os mais essenciais princípios da natureza.

MUSICOTERAPIA

A musicoterapia é hoje uma técnica terapêutica muito difundida, aplicada pela medicina no mundo inteiro. Ela tem suas raízes na sabedoria milenar e as suas origens se perdem no tempo.

Existem muitas referências e escritos relacionados à aplicação da música e dos sons na medicina.

No Egito, foi descoberto um papiro de aproximadamente 4.500 anos que revela a aplicação de um sistema especial de sons e músicas vocais e instrumentais para o tratamento de diversos problemas mentais, emocionais e espirituais, incluindo alguns de origem física ou orgânica.

A mitologia grega é particularmente rica em informações sobre técnicas terapêuticas musicais. Asclépios[2](Esculápio, para os romanos), o deus da medicina, é conhecido na mitologia grega pela sua particularidade de tratar os seus doentes fazendo-os ouvir cânticos mágicos.

Os gregos antigos chegaram a desenvolver um sistema bem organizado de musicoterapia, baseado na influência de certos sons, ritmos e melodias sobre a mente e o corpo humanos.

Platão afirmava que "a música é o remédio da alma".

Mas, bem anteriormente aos gregos e egípcios, provavelmente os médicos da antiga Índia tenham sido os maiores conhecedores das técnicas musicais curativas. A antiga medicina hindu (a medicina ayurvédica) dispõe até hoje de sons instrumentais, de cânticos e de mantras capazes de ativar e de equilibrar os centros de força psíquica (chakras) do homem, promovendo a recuperação do organismo, mesmo diante de problemas sérios.

Um dos ramos da literatura védica reúne técnicas de musicoterapia baseada em ragas,[3] ou melodias improvisadas capazes de produzir resultados surpreendentes. Segundo estudiosos do assunto, esse tipo de música agrupa as vibrações fundamentais que pulsam na natureza a cada momento. Desse modo, há ragas específicas que devem ser ouvidas em determinadas horas devido à sua influência cósmica naquele instante.

A música e o som dos instrumentos musicais sempre influenciaram o homem, inspirando sentimentos dos mais variados tipos. É inegável, por exemplo, os efeitos nos seres humanos provocados pelo canto dos pássaros, pelo trovão, pela chuva caindo num dia frio, pela música de uma flauta... Estes efeitos inexplicáveis são hoje utilizados pela musicoterapia no sentido de produzir tranquilidade, equilíbrio, bem-estar, recuperação do estresse moderno e no tratamento de diversas doenças, principalmente psicossomáticas.

De uma maneira geral, sabe-se que a música produz efeitos variados, dependendo das suas características. Por exemplo: a música agitada produz ansiedade. A música desarmônica estimula as emoções negativas, como o medo, a cólera, etc. Já a música mais leve, suave e melodiosa acalma e ajuda a pensar, além de facilitar a digestão, regular a pressão sangüínea e equilibrar o metabolismo. A música rítmica, como o jazz, o samba e o rock leve e embalado, produz agitação e dispersão mental, alterando a concentração.

É sabido também que a música marcial combate o medo. É até hoje utilizada para estimular soldados para a batalha e para produzir o senso de patriotismo. Também são conhecidos os efeitos das valsas, das polcas e das mazurcas no combate à preguiça. São conhecidos ainda os efeitos psíquicos de alguns instrumentos como a harpa, que combate a irritação nervosa; o violino, contra a insegurança; o piano contra a depressão e a ansiedade.

Devido a estas características, a musicoterapia tem indicação quase exclusiva para casos psíquicos, psicomentais e mentais, distúrbios afetivos, traumas emocionais, experiências negativas introjetadas, conflitos internos e similares. Mas, há várias indicações musicoterapêuticas para problemas físicos.

Curiosamente, desde a antiguidade, o som da flauta doce é famoso pelo seu efeito analgésico no tratamento da fase aguda da dor ciática.

Nos Estados Unidos, a musicoterapia tem sido aplicada em diversas clínicas comuns no tratamento de problemas tido pela medicina comum como males "orgânicos," como a colite nervosa e as crises de asma.

Há relatos de aplicação de musicoterapia, através das músicas clássicas, para o tratamento de neuroses de guerra e depressão.

A musicoterapia em bases holísticas é uma modalidade de tratamento que vem se expandindo nos últimos tempos.

Hoje, numerosos grupos de terapeutas, médicos, psicólogos e estudiosos aplicam sons e músicas para combater problemas de saúde.

A MEDICINA BIOLÓGICA E OS "REMÉDIOS DA ALMA"

Medicina biológica é uma linha de pensamento médico resultante da associação entre o conhecimento científico, o avanço tecnológico e o pensamento dialético da medicina natural. Com isto, surgiram novos remédios naturais capazes de restabelecer a harmonia perdida e o equilíbrio biológico, tão necessários à manutenção da saúde.

Pode-se considerar que a medicina biológica se dedica ao estudo e à elaboração de produtos naturais avançados, cientificamente avaliados e aplicados.

Também chamada de "medicina ecológica," esta busca a restauração da qualidade de vida biológica do planeta, através da recuperação da "ecologia" interior do homem e da sua harmonização com "ecologia" exterior. Ela é desenvolvida hoje apenas por cientistas especiais que estudam e elaboram em seus laboratórios produtos terapêuticos notáveis como a clorela, o esqualene, a geléia real concentrada, o leici, o gymnema, o mannan e outros, que caracterizam uma medicina diferente e mais inteligente.

A medicina biológica, como importante parte da medicina holística, pode ser entendida como resultante de um novo estado de consciência médica, que busca a harmonia do homem com as leis naturais.

Os produtos da medicina biológica, como a clorela e o esqualene, não apresentam efeitos colaterais, reações adversas, não geram doenças iatrogênicas (produzidas pelo tratamento) e operam no sentido de eliminar as toxinas do organismo, de vitalizá-lo, de fortalecer as funções bio-químicas e metabólicas, de nutrir o ambiente intracelular, de reduzir os radicais livres agressivos, de reequilibrar e proteger o corpo humano contra as doenças e de restabelecer a harmonia perdida.

FLORAIS

Florais, ou medicina floral, é o sistema terapêutico baseado na aplicação do poder sutil de diversas flores para corrigir desequilíbrios físicos ou psíquicos.

Sabe-se hoje que tal efeito é possível graças à capacidade das essências das flores de penetrar profundamente no delicado terreno vital do corpo humano e de interagir nas áreas anômalas, levando a elas um poderoso substrato energético carregado de cargas vibratórias de alta frequência. Esse processo terapêutico é realizado através das essências florais, principalmente por meio da terapia pela ingestão oral de remédios florais.

Os profissionais que se dedicam a esse tipo de tratamento (hoje, difundido pelo mundo inteiro), em sua grande maioria consideram que as essências florais não agem de modo "direto" sobre a doença, seja ela física ou não, mas indiretamente, primeiramente nos sutis terrenos bioenergéticos. Estas áreas onde agem estes remédios são as formas etéricas da energia cósmica condensada no ser humano e são responsáveis por toda a forma e condição do corpo físico.

Diz-se, muito apropriadamente, que qualquer doença, antes de se apresentar no campo orgânico, já existia no campo energético vital, sob a forma de uma turbulência, que a princípio é derivada de um excesso ou de uma carência de modalidade típica de energia num determinado setor da rede vital.

Quando se utiliza uma droga para um tratamento direto qualquer, atinge-se apenas os efeitos periféricos do problema, permanecendo intacta (e às vezes piorada) a entidade mórbida que gerou os sinais e / ou os sintomas dos quais o paciente se queixa.

O tratamento indireto, não apenas através das terapias florais, mas também pela homeopatia, pela acupuntura e pelas demais terapias ditas vitalistas, caracteriza-se pela estimulação da capacidade de cura do próprio organismo, por meio da ação lenta e constante de compostos curativos naturais e pela restauração da distribuição energética ideal.

Edward Bach, médico inglês, foi um dos estudiosos que mais se dedicou ao conhecimento das essências florais, e a ele se deve o ressurgimento em maior escala das terapias florais, sendo que a mais importante (hoje, difundida no mundo inteiro) recebe o nome do seu autor, os "Florais de Bach".

Como não gostava de ministrar remédios comuns, Bach teve a intuição que existiriam na natureza vários remédios vibracionalmente semelhantes, os quais podiam duplicar os efeitos dos remédios homeopáticos. A partir daí, ele começou a procurar agentes naturais que tivessem a capacidade de tratar, não a doença já estabelecida, mas seus precursores emocionais. Esses agentes foram encontrados nas essências de determinadas flores, que Bach classificou em 38 essências.

Bach observou que as doenças são causadas pela desarmonia entre a personalidade física e o eu superior, o que se reflete em determinados tipos de peculiaridades e atitudes presentes no indivíduo. Essa desarmonia física e o seu superior foi por ele considerada mais importante do que a doença manifesta.

Bach foi um dos famosos médicos que perceberam a ligação doença-personalidade como provocada por padrões energéticos disfuncionais nos corpos sutis.

Ele entendeu que as energias vibracionais sutis das essências florais poderiam contribuir para restaurar os padrões emocionais de disfunção.

O indivíduo poderia gozar de mais harmonia interior através do aumento no alinhamento da personalidade física com as energias do seu superior, o que redundaria em maior paz de espírito e expressão de alegria.

Através da correção desses fatores emocionais, os pacientes seriam ajudados a aumentar a vitalidade física e mental, o que contribuiria para a cura de qualquer doença física.

Ele percebeu também o relacionamento energético entre a mente e as qualidades magnéticas dos corpos sutis superiores, e que as faculdades mentais e emocionais que se manifestam através do cérebro e do sistema nervoso físico são produtos dos inputs energéticos provenientes dos corpos etérico, astral e mental. Graças à capacidade das essências florais atuarem energeticamente sobre esses corpos superiores, seus efeitos acabam atingindo a estrutura física mais densa.

Bach descobriu também a ligação entre o estresse e as doenças, várias décadas antes que a maioria dos médicos contemporâneos começasse a se dedicar a essa questão. Mas, diferentemente da tendência da medicina analítica, ele não procurou meios para "abafar" os sintomas das doenças, mas recursos simples e naturais para fazer com que as pessoas retornassem a um nível de equilíbrio harmônico. Foi essa busca na natureza que acabou levando Bach a descobrir as propriedades curativas das essências florais.

Os remédios florais de Bach foram usados para tratar não apenas as reações emocionais às doenças, como também os temperamentos que favorecem o eventual surgimento de patologias celulares no corpo.

Os remédios florais e suas indicações
Rock Rose

Indicado nos casos de emergência para os quais parece não haver nenhuma esperança. Medo extremo, terror, pânico (síndrome).

Favorece a firmeza da mente, a coragem e a cordialidade. Acalma a mente, revigora o físico, favorece a tomada de iniciativas e o entusiasmo.

Prepara reações benéficas contra o medo, pânico, pavor, desgraças imaginárias, desamparo.

Socialmente, favorece a estima dos amigos, o socorro atuante. Prepara a mente para a fé e a esperança. Estimula a coragem heróica. Favorece o desprendimento de si próprio.

Mimulus

Indicado nos casos de medo e de temores de coisas desconhecidas, de doenças, dor, escuro, pobreza.

Também é indicado para acanhamento e timidez. Favorece a calma, ajuda a superar as dificuldades.

É energético do ânimo, esperança e realizações. Evita pânico, medo, ansiedade, desânimo.

Estimula a confiança nos amigos, o desejo de progredir física e moralmente, e a coragem de enfrentar todas as situações sem medo.

Cherry Plum

Indicado nos casos de pessoas em colapso com relação ao controle mental e com medo de perder o controle e prejudicar alguém ou a sim mesmo.

Favorece o despertar da lealdade, confiança no futuro. Auxilia nos momentos de pavor, medo, incertezas, dúvidas.

Propicia calma, confiança, estabilidade, segurança pessoal, e também coragem tranquila com quietude e controle em situação de extrema pressão mental.

Aspen

Indicado nos casos de medo vago e indefinido ou de origem desconhecida, ansiedade, apreensão, maus pressentimentos.

Favorece o fortalecimento do domínio próprio, para otimismo e esperança. É indicado como calmantes nas ansiedades, no medo noturno, no medo da solidão.

Levanta o astral, condiciona a autoconfiança, propicia bem-estar, alegria e fé em relação às aventuras e experiências.

Aconselha-se evitar: excitações, álcool e excesso de sol – durante o tratamento.

Red Chestnut

Indicado nos casos de preocupação exagerada em relação aos outros, principalmente com pessoas queridas.

Favorece o restabelecimento dos laços de amizade e amor ao próximo.

Fortalece a mente, permitindo um controle esclarecido e de confiança própria.

Acalma, afasta as previsões negativas, medo, ansiedades, imaginação descontrolada, estresse.
Propicia confiança na vida.

Cerato

Indicado nos casos de falta de confiança no próprio juízo, buscando constantemente conselhos nos outros; dúvida quanto ao próprio julgamento.

Favorece o despertar da intuição e do raciocínio. Transmite força, energia, confiança, tranquilidade.

Afasta inibição, insegurança, dúvidas, desequilíbrio mental.

Scleranthus

Favorece o equilíbrio mental, a atividade física, o intelecto. Ativa as decisões, o interesse social, a comunicação, a dedicação.

Evita o enfraquecimento da vontade, a depressão, a dependência, angústias, hesitações e o medo imaginário.

Propicia calma, autodeterminação, equilíbrio e rapidez nas decisões e ações.

Gentian

Indicado nos casos de desânimo, falta de coragem e fé, dúvida de si mesmo, depressão de causa conhecida e sentimento de desalento.

Favorece a autoconfiança e a esperança na atividade. É estimulante nos reveses, no desânimo e na depressão.

Como estimulante, fortifica, ativa a vontade, predispõe à esperança, à coragem, ao otimismo e à perseverança.

Gorse

Indicado nos casos de desespero extremo, pessimismo, derrotismo e desesperança.

Favorece a ativação da mente contra o desânimo, o desespero, a melancolia e frustrações.

Acalma; favorece o bem-estar.

Propicia atividade, a confiança, a fé e a esperança diante das dificuldades.

Hornbeam

Indicado nos casos de procrastinação, sem ânimo para suportar o cotidiano; com a sensação de segunda-feira de manhã; cansaço físico e mental.

Para indivíduos cansados e desinteressados por suas tarefas, mas que a cumprem perfeitamente.

Favorece como restaurador nas fases de fadiga física e mental, cansaço e desânimo.

Ativa a mente para novas responsabilidades; segurança nas próprias habilidades; força para enfrentar qualquer tarefa; vitalidade e determinação.

Wild Oat

Indicado nos casos de incerteza e insatisfação na escolha de uma vocação ou de um caminho, sem saber a direção da vida.

Favorece o fortalecimento da mente, favorecendo a firmeza nas decisões, sucesso nas determinações.

Combate o medo, incertezas e frustrações. Ajuda nas soluções práticas e na auto-realização.

Clematis

Indicado nos casos de indivíduos sonhadores, que vivem sonhando com o futuro; indolência e desinteresse; apatia, desatenção; escapismo.

Favorece a calma. Ajuda na neutralização do egoísmo, da ganância e da inveja. Favorece a inteligência e o equilíbrio mental, o interesse vivo em tudo, a inspiração e os "pés no chão."

Honeysuckle

Indicado nos casos de nostalgia, às pessoas que vivem presas às lembranças do passado, dos bons tempos.

Favorece a ativação do cérebro e a memória para uma atividade atualizada, evitando um rememorar saudosista, nostálgico, triste. Favorece a integração do homem ao seu meio de trabalho.
Desperta interesse e vivência sadia.
Estabelece ambiente construtivo.

Propicia novos vínculos e a capacidade de lembrar do passado, mas com a consciência de viver o presente em sua plenitude.

Wild Rose

Indicado nos casos de conformismo e resignação; aos indivíduos que não se esforçam por melhorar, nem lutam por nada; apáticos, sem ambição.

Favorece agindo como estimulante para combater a apatia, a resignação doentia, a falta de combatividade, a frustração e o desinteresse pela vida.

Desperta energia vital, curiosidade, esperança, e combatividade na defesa dos interesses.

Desperta a amizade, a dedicação, o amor, o espírito de alegria, de aventura, o vivo interesse nas coisas e a capacidade de gozar a vida.

Heather

Indicado nos casos de egoísmo; às pessoas obsessivas com seus deveres e experiências, constantemente relatando-as aos outros; que não suportam a solidão; centradas em si mesmas; tagarelas.

Favorece a paz da mente, equilíbrio, perspectivas de esperança, integração social e expansão mental.

Acalma e ajuda na integração e convívio e na neutralização do egoísmo e do egocentrismo.

Desperta a atividade fraternal de colaboração.

Agrimony

Indicado nos casos onde o indivíduo esconde uma tortura interna atrás de uma fachada de alegria; não assume seus sentimentos.

Favorece o equilíbrio da mente no combate ao álcool e às drogas.

Minimiza receios, vícios, defeitos, fortalecendo a esperança de resultados felizes.

Propicia o fortalecimento da vontade e a expansão da alegria.

Acalma, propicia jovialidade, paz, autenticidade, otimismo e senso de humor.

Centaury

Indicado nos casos de debilidade nas resoluções. Favorece a fortalecer a mente e a autodeterminação.

É atuante. Seu uso combate a apatia, a inércia e o desinteresse.

Propicia a atividade e a defesa dos interesses próprios.

Esclarece a mente e conscientiza os valores individuais. Mantém a individualidade. Favorece a autoestima.

Walnut

Indicado nos casos de necessidade de se ajustar em períodos de transição ou mudança, como: puberdade, menopausa e divórcio.

Favorece a mente, propiciando indulgência, calma, abnegação e gentileza.

Esclarece e neutraliza as tendências dominadoras, ambiciosas, dureza no comando.

Favorece a firmeza de vontade, renegando atitudes suspeitas ou erradas; clareza no proceder; constância e determinação.

Holly

Indicado nos casos de desprovimento de amor pelo semelhante, inveja, ciúme, raiva e receios.

Favorece a calma.

Propicia confiança, evitando ódios, ciúme e inveja.

Larch

Indicado nos casos de falta de confiança, antecipação e medo do fracasso; sentimento de inferioridade.

Favorece o fortalecimento mental.

Estimula a audácia e a autoconfiança.

Revigora a confiança nas realizações, a perseverança e a disposição em se lançar em projetos. Fortalece a fé na própria habilidade e a autoestima.

Pine

Indicado nos casos de culpa e auto-reprovação.

Favorece o fortalecimento da mente.

Dá ânimo para atividades e realizações.
Favorece o renovar e a esperança.

Afasta o desalento, a autocondenação, o medo, o terror da culpa inexistente, o pessimismo e o negativismo.
Restabelece a esperança e a paz.

Elm

Indicado nos casos de sentimentos temporários de incapacidade e impotência.

Favorece a evitar o pânico, o desespero e a depressão.

Acalma, dá segurança, confiança e raciocínio claro. Estimula a responsabilidade e a colaboração.

Sweet Chestnut

Indicado nos casos de angústia extrema, desolação, sentimento de ter chegado ao limite da resistência.
Favorece o ânimo nas depressões e desesperos.

Restabelece o equilíbrio físico para novas esperanças.
Dá alívio e permite soluções amistosas.
É indicado como estimulante. Equilibra a mente.
Propicia esperança. Permite estados de liberação e de realizações.

Star of Bethlehem

Indicada para os efeitos de perda ou choque físico, mental ou emocional e seus efeitos posteriores.
Favorece contra traumas, choques físicos ou emocionais, tristezas e emoções negativas. Neutraliza o medo e a depressão.
Propicia a vitalidade mental e a autodeterminação.

Willow

Indicado nos casos de ressentimento, rancor e amargura.
Favorece o despertar da responsabilidade.

Propicia força, calma, reflexão, pensamentos positivos e fé num futuro de realizações.

Restabelece equilíbrio mental. Evita ressentimentos, amarguras, ódios e raiva.

Oak

Indicado nos casos onde a pessoa se sente normalmente forte e corajosa, e que não se rende à doença ou à adversidade.

Fortalece a confiança e a esperança, e também a mente contra a melancolia, a tristeza e a depressão.

Desperta perspectivas de interesse, atividade e coragem.

Reforça a mente, a resistência e a aceitação de limites.

Crab Apple

Indicado nos casos onde a pessoa sente-se suja na mente e no corpo, autocondenação, vergonha de si mesma e desgosto.

Favorece o despertar do idealismo e o perfeccionismo.

Melhora a autoestima e a auto-satisfação.

Chicory

Indicado nos casos de possessividade ao extremo, superproteção e egoísmo.

Favorece a bondade. Equilibra o emocional.

Evita o egoísmo e a centralização de atenção.

Auxilia a alegria e a comunicação social.

Vervain

Indicado nos casos de excesso de entusiasmo e euforia.

Favorece o sistema nervoso. Anima das depressões. Combate a ansiedade, o estresse e perturbações nos sonhos noturnos.

Propicia interesse. Afasta preocupações sistemáticas com horários e compromissos imaginários irrealizáveis.

Equilibra as energias. Esclarece a mente. Favorece a autodisciplina e a independência.
Dá calma e tranquilidade.

Vine
Indicada para pessoas dominantes, inflexíveis, ambiciosas, sádicas, arrogantes, onipotentes, de caráter forte.
Favorece a bondade e a compreensão.
Propicia raciocínios corretos, seguros.
Combate o cansaço; dá vitalidade e alegria de movimento.

Beech
Indicado nos casos de rigidez de pensamento, intolerância e arrogância.
Favorece a calma. Propicia o equilíbrio da mente. Ajuda no bem-estar moral, na tolerância e na comunicação.

Rock Water

Indicado nos casos de rigidez moral, tensão e auto-repressão.

Favorece a tolerância, a espontaneidade e a capacidade de desfrutar as experiências da vida de forma tranquila e serena.

Rescue

Preparado com uma mistura de Rock Rose (para pânico e pavor), Star of Bethlehem (para choque), Cherry Plum (para desespero), Clematis (para a sensação de tontura, distanciamento e saída do corpo que normalmente antecede a perda de sentidos ou de consiência), Impatiens (para o desgaste mental e a tensão). Para situações de emergência como acidentes, perdas familiares ou choques. O remédio floral Rescue impede a desintegração do sistema energético, ou o faz voltar logo ao normal. O Rescue é portanto, o remédio para todas as situações, porém, não substitui os cuidados médicos.

AROMATERAPIA

Considerada desde os tempos mais remotos como um dos ramos mais exóticos da medicina, a aromaterapia (que é mais uma arte do que uma ciência) baseia-se na aplicação dos perfumes como recursos terapêuticos para as mais variadas doenças, desequilíbrios e problemas que os seres humanos apresentem.

Atualmente, a aromaterapia clássica utiliza centenas de essências aromáticas, preparadas a partir das mais diversas plantas conhecidas. Há essências que são obtidas de várias partes das plantas, como cascas (canela), resinas (incenso, mirra), cerne (sândalo, cânfora), folhas (hortelã-pimenta), flores (rosa, jasmim, lótus), raízes (angélica, gengibre), frutos (laranja) e sementes (cardamomo).

As principais essências mais aplicadas pela aromaterapia moderna e a indicação

da parte da planta de onde procedem são as seguintes:

Acácia	Angélica	Camomila
Cedro	Erva doce	Gálbano
Jasmim	Manjerona	Patchouli
Poejo	Segurelha	Verbena
Alcaravia	Anis	Canela
Cipreste	Erva cidreira	Gerânio
Laranja	Mil-em-rama	Perpétua
Rosa	Terebintina	Violeta
Alecrim	Bergamota	Cânfora
Chá (árvore do)	Hortelã-pimenta	Gengibre
Laranja (Neroli)	Noz-moscada	Pimenta preta
Salva	Toranja	Ylang - Ylang
Alfazema	Benjoim	Cardamomo
Coentro	Eucalipto	Hissopo
Limão	Mirra	Pinho
Sândalo	Tomilho	Zimbro
Âmbar	Cajaput	
Cravo	Incenso	
Manjericão	Pau-rosa	
Sassafrás	Tuia	

Existem também outras essências mais raras e que são utilizadas pela tradição ocultista ou iniciática para operar uma maior abertura espiritual ou de sentidos superiores. Estas pertencem a um grupo muito especial de aromas e sempre foram usadas particularmente com propósitos exotéricos em todo o oriente, principalmente pelos sufis, pelos monges tibetanos, nos monastérios sagrados da Pérsia, em toda a Arábia antiga, nos rituais de iniciação aos mistérios da Sagrada Doutrina da Babilônia, nos cultos mágicos a Elêusis e Dionísio na Grécia, nos templos-escola do antigo Egito e em muitos outros locais.

Sabe-se que os sacerdotes egípcios, que consideravam as essências das flores como os mais eficazes métodos de cura, preparavam remédios derivados de casca de árvores especiais e destilavam muitos tipos de flores para obterem essências e ingredientes para as suas poções aromáticas, que eram guardadas em segredo. Usando extratos de plantas, que tanto poderiam ser ingeridas como aspiradas, os altos sacerdotes atuavam também como terapeutas capazes de tratar desordens mentais e o nervosismo ou ansiedade aguda, casos para os quais eles desenvolveram técnicas incrivelmente sofisticadas.

Dessa antiga tradição, surgiu a prática do uso medicinal de preparados contendo componentes famosos como a mirra, a raíz da angélica, o incenso, o cedro, o sândalo, a alcaravia e outros.

Flores de vários tipos eram comumente transformadas em essências muito concentradas e adicionadas a vinhos, óleos ou substâncias diversas que eram bebidas, aplicadas ou queimadas durante rituais sagrados.

Aromas já foram usados nos estados de descontrole emocional desde os tempos em que eram usados incensos. Parte da popularidade mundial do incenso na cerimônia religiosa deve-se ao seu efeito relaxante sobre a mente.

Médicos da antiguidade defenderam o uso das essências aromáticas de algumas flores como remédio contra convulsões histéricas.

Ao contrário dos modernos tranqüilizantes e soníferos, como o diazepan e seus semelhantes, as essências voláteis dos óleos destilados das flores, como o aroma típico, produzem efeitos profundos resultantes da elevação espiritual que provocam na consciência. Mesmo mudando por alguns poucos segundos o foco de percepção do estado comum de vigília, o perfume é capaz de criar pequeníssimos pontos luminosos, ou vórtices microscópicos de energia (verdadeiros embriões de um novo estado de consciência) que vibram cada vez mais intensamente, a ponto de, pouco a pouco, interferir na trama psicomental e transformar sensivelmente os estados negativos da mente rotineira.

Sabe-se que mesmo pessoas embotadas espiritualmente têm sensações interessantes quando aspiram perfumes.

Na aromaterapia, as essências são usadas como agentes terapêuticos auxiliares no tratamento das doenças, principalmente aquelas oriundas de causas psicossomáticas, e como simples tranquilizantes, pois trabalham tanto em um nível orgânico como sutil.

Não existe uma técnica padronizada para o uso das essências aromáticas. Em geral, sabe-se que o simples contato com um aroma já produz alterações significativas. Diz-se que o próprio uso constante de um perfume no corpo, nas roupas ou nos ambientes, já é uma forma de aromaterapia.

É necessário que cada pessoa desenvolva a sua intuição e sensibilidade e use os aromas sensatamente.

Aconselha-se que se escolha uma essência apropriada para cada caso e que ela seja usada por um período de alguns dias, inalada várias vezes, estando a pessoa relaxada e mentalmente concentrada. O ideal é que antes se proceda um relaxamento profundo, num ambiente calmo e silencioso e, de preferência, que o tratamento seja acompanhado de uma música apropriada. A pessoa deve assim inalar o aroma profundamente, bastando somente aproximar o frasco do perfume numa ou noutra narina. É possível também aplicar uma ou duas gotas de essência nas costas de uma das mãos e inalar continuamente durante alguns minutos.

O tempo de exposição ao perfume e demais detalhes são elementos muito variáveis. Há clínicas de aromaterapia na Europa que utilizam pequenos vaporizadores contendo os aromas selecionados para um determinado tratamento. Um aroma, contudo, deve ser usado continuamente até que se obtenham resultados satisfatórios.

Em geral, a aromaterapia não exige o concurso de um profissional experiente, mas é aconselhável que se estude muito o assunto ou que se consiga um bom orientador ou mestre nesse campo antes de decidir submeter-se a um tratamento com aromas.

CROMOTERAPIA

É a técnica de tratamento por meio das cores. Acredita-se que a cromoterapia já fosse praticada pelos antigos sacerdotes médicos do Tibete e do Egito.

Hoje, é estudada cientificamente e aplicada nas clínicas e centros naturistas e de medicina ocultista.

Seus efeitos são explicados através de duas teorias básicas: a primeira, mais antiga, afirma que as cores produzem modificações no campo áurico humano e determinam alterações emocionais, funcionais e metabólicas. A segunda, e mais atual, afirma que o efeito da cromoterapia deve-se a fatores neuroendócrinos, pois a simples visualização das cores determina estímulos cerebrais nos centros sensoriais que, agindo no eixo hipotálamo-hipofisário, resultam em modificações no metabolismo através de uma complexa e sutil ação endócrina. Cada cor, por seu turno, tem um efeito diverso e agem em funções e órgãos diferentes.

As recentes análise e pesquisas científicas comprovaram a ação dessas duas teorias.

A técnica consiste mais comumente na projeção de fachos de luzes coloridas sobre o corpo inteiro. Também podem ser usados vidros coloridos sob a luz solar sobre a pessoa a ser tratada. Sabe-se, porém, que mesmo as roupas com suas cores influenciam o organismo. Isto realça a importância da seleção da cor das roupas a serem usadas, das paredes da casa, dos ambientes, etc.

Na prática da cromoterapia onde se utilizam fachos luminosos, as cores são escolhidas e aplicadas segundo um critério apropriado. Podem ser usadas uma ou mais cores numa sessão para cada projeção. Aconselha-se a utilização de luz colorida com a cor indicada e o uso de trajes da mesma cor. O tempo de exposição luminosa é de cerca de vinte minutos diários, e o uso das roupas é indeterminado, podendo ser constante.

As sete cores primárias, a correlação com os sete chakras, indicações e contra-indicações.

1. **Vermelho   Chakra Básico**
2. **Laranja   Chakra Sacro**
3. **Amarelo   Chakra Umbilical**
4. **Verde   Chakra Cardíaco**
5. **Azul   Chakra Laríngeo**
6. **Índigo   Chakra Frontal**
7. **Violeta   Chakra Coronário**

Vermelho

Estimula e excita os nervos e o sangue. Promove a liberação da adrenalina e estimula os nervos sensoriais. Ativa a circulação sanguínea, excita os nervos cerebroespinais e o sistema nervoso simpático. Revitaliza o corpo físico, mas, por ser tão poderosamente estimulante, deve ser usado com cautela.

O vermelho é contra-indicado em todas as inflamações e em muitos casos de perturbações emocionais.

Nunca se deve fazer um tratamento exclusivamente com vermelho. É preciso complementá-lo com uma radiação verde ou azul.

Laranja

Tem efeito antiespasmódico. Bom no tratamento das cãibras musculares e nos espasmos.

O laranja auxilia o metabolismo do cálcio e fortalece os pulmões, pâncreas e baço. Acelera a pulsação, mas não eleva a pressão sanguínea. Fornece energia ao baço e ao pâncreas.

O laranja fortalece o corpo etérico, vivifica as emoções e cria um sentimento geral de bem-estar e disposição.

Sob o ponto de vista psicológico, a cor laranja é excelente para remover repressões e inibições, ajuda a ampliar a mente e torná-la receptiva a novas idéias, e quando corre algum tipo de retardo mental, auxilia poderosamente na elevação do nível mental. Por ampliar os limites mentais, aumenta a compreensão e a tolerância.

Amarelo

O amarelo ativa os músculos motores e gera energia nos músculos. Favorece a digestão, mas, se usada durante muito tempo, pode provocar diarréia porque estimula o fluxo da bile. O amarelo afasta os parasitas. Melhora a condição da pele e purifica o sangue. Ativa a linfa.

Sob o ponto de vista psicológico, o amarelo estimula o raciocínio lógico e os poderes de raciocinar. Melhora o autocontrole ao inspirar as faculdades mais elevadas.

O amarelo é uma cor que dá uma atitude harmoniosa em relação à vida, favorecendo o equilíbrio e o otimismo.

O amarelo é contra-indicado em casos de inflamação aguda, delírio, diarréia, febre, superexcitação e palpitações.

Verde

O verde é a cor média do espectro. O verde dilata os capilares e produz a sensação de calor. Alivia a tensão, mas usado em excesso, torna-se enfadonho. Estimula a glândula pituitária e é um reconstrutor dos tecidos e músculos. Libera e ao mesmo tempo regula o corpo etérico e recupera o corpo astral que tenha sofrido choque, fadiga, moléstia ou emoções negativas.

Em termos psicológicos, a cor verde dá um sentimento de renovação, de nova vida, de frescor e brilho, algo como um início de primavera.

Azul

Acelera o metabolismo. Promove crescimento e supuração. Cura queimaduras muito rapidamente.

A cor azul pode ser usada para aliviar diferentes dores como os problemas de garganta de todos os tipos, febres e moléstias infantis como sarampo, caxumba, inflamações, espasmos, ferroadas, comichões e dores de cabeça. É também útil para os casos de choque, insônia e dores periódicas.

Em termos psicológicos, o azul pode trazer quietude e paz mental, particularmente, após um estado de superexcitação. Pode ser tão poderosamente relaxante que requeira uma irradiação com vermelho ou laranja.

O azul é contra-indicado para resfriados, gota, hipertensão, contrações musculares, paralisia, reumatismo crônico e taquicardia.

Índigo

É refrigerante, adstringente e elétrico. Atua sobre as paratireóides. Quando a tireóide está sobrecarregada, deve-se tratar as paratireóides com índigo.

Purifica a corrente sanguínea e prepara os leucócitos no baço. Reduz ou mesmo estanca hemorragias. Sempre que hemorragia excessiva estiver presente, deve-se tratar com índigo.

Reduz o ritmo respiratório e tonifica os músculos.

Pode ser usado também no tratamento das afecções dos olhos, dos ouvidos e do nariz, e nas moléstias dos pulmões, asma e dispepsia.

Sob o ponto de vista psicológico, clareia e limpa as correntes psíquicas do corpo. Tem poderoso efeito em complicações mentais graves como obsessão e outras formas de psicose.

Purifica e estabiliza onde quer que temores e repressões tenham causado moléstias mentais graves.

Violeta

Purifica o sangue e promove a produção de leucócitos. O violeta mantém o balanço de potássio no corpo. Detém o crescimento de tumores.

É uma cor calmante nos casos de violenta insanidade. Controla a fome excessiva.

Pode ser usada no tratamento de todas as moléstias mentais e nervosas, e também no caso de reumatismo, concussão, tumores, meningite cerebroespinal e afecções dos rins e bexiga.

Sob o ponto de vista psicológico, esta cor tem um excelente efeito sobre todas as formas de neurose e manifestações neuróticas.

Pode ser usada na assistência do desenvolvimento das faculdades espiritual e intuitiva.

Combinações de tons usados no tratamento através cores

Limão

O limão é uma mistura de amarelo muito claro com verde muito claro.

Rejuvenesce o organismo e elimina as toxinas. É laxante, anticatarral e fortalece os ossos. É um estimulante cerebral e ativa o timo. É antiácido.

Púrpura

O púrpura e o escalarte são combinações de vermelho e azul.

O púrpura é composto por mais azul e menos vermelho. O escalarte tem mais vermelho e menos azul.

O púrpura tem propriedades analgésicas. Suprime a malária e estimula as veias.

Escalarte

O escalarte estimula os rins e os mecanismos sexuais.

Mangenta

É uma combinação de vermelho e violeta, energiza as adrenais e a ação do coração. É diurético. Em alguns casos, atua como estabilizador emocional.

Turquesa

Auxilia a formação da pele. Quando se trata uma queimadura com azul, pode ser de grande ajuda empregar o turquesa para apressar a formação do tecido epitelial.

É um depressor cerebral. Reduz a superatividade mental.

QUIROPRAXIA

É a técnica que regulariza a mobilidade articular, principalmente da coluna vertebral, através de movimentos especiais de flexão, pressão e estiramento forçado, dentro de um método baseado na evolução da ortopedia associada ao conhecimento holístico do corpo humano.

Trata-se de uma técnica que só deve ser aplicada por profissional muito experiente a fim de produzir resultados favoráveis e de evitar danos estruturais ao organismo.

A quiropraxia é uma profissão de atendimento primário. Nos países onde está regularizada, o paciente pode consultar-se com o quiropraxista diretamente, sem a necessidade de ser encaminhado por outro profissional na área da saúde. Cabe assim, ao quiropraxista examinar o paciente e verificar se ele tem um problema que deve ser tratado com quiropraxia ou necessita de um encaminhamento para outro profissional na área da saúde.

A quiropraxia trata principalmente de problemas neuro-músculos-esqueléticos, assim sendo alterações nas articulações, tendões, ligamentos, músculos, bursas, discos, etc. Os quiropraxistas também tratam problemas nos nervos, mas somente se estes estiverem sendo influenciadas por condições músculo-esqueléticas.

As terapias manuais são a principal meio de tratamento com quiropraxia, mas a manipulação articular ou ajustamento quiroprático é a principal forma de tratamento. Além disso, os quiropraxistas são habilitados a dar orientação sobre atividades, hábitos saudáveis e estilo de vida e orientação ergonômica.

Os quiropraxistas não prescrevem medicamentos nem realizam cirurgias ou outros procedimentos invasivos.

A definição de quiropraxia, proposta pela Federação Mundial de quiropraxia (WFC), é a seguinte:
"Profissão na área da saúde que se dedica ao diagnóstico, tratamento e prevenção de alterações mecânicas do sistema neuro-músculo-esquelético e os efeitos destas alterações sobre a saúde em geral. Há uma ênfase em terapias manuais, incluindo a manipulação ou ajustamento articular".

Ajustamento ou manipulação articular

O ajustamento é a principal manobra terapêutica utilizada por quiropraxistas, embora eles não sejam os únicos a utilizar esta técnica. Calcula-se que, nos Estados Unidos, 94% dos tratamentos são realizados por quiropraxistas. Dos 6% restantes, 4% são realizados por médicos e 2% por osteopatas. Entretanto, nas faculdades de quiropraxia as manobras específicas de manipulação articular são ensinadas com um nível de detalhe, profundidade e precisão como em nenhum outro ambiente acadêmico.

A definição precisa de ajustamento ou manipulação articular é:

"Movimentação passiva de uma articulação com alta velocidade e baixa amplitude, além da amplitude de movimento fisiológico e dentro da integridade anatômica".

Agora veremos o significado de cada uma destas sentenças:

Movimentação passiva de uma articulação: quem realiza o movimento é o quiropraxista, não há movimento ativo do paciente.

Com alta velocidade e baixa amplitude: o movimento necessariamente é muito rápido e curto (ou seja, evitado movimentos longos desnecessários). Realizando o movimento rápido é evitada a ativação da contração muscular que ocorre aproximadamente entre 50 a 100 milissegundos.

Além da amplitude de movimento fisiológico: isto significa que o movimento é realizado além do normal, ultrapassando a barreira elástica e atingindo uma nova amplitude de movimento – a barreira parafisiológica.

Dentro da integridade anatômica: o movimento necessita ser necessariamente curto, pois se for muito longo, além de adentrar na barreira parafisiológica pode haver uma distensão ou lesão dos tecidos articulares e periarticulares.

Os efeitos imediatos do ajustamento ou manipulação articular
Das várias pesquisas realizados os efeitos imediatos da manipulação articular foi observado algumas alterações fisiológicas:

Normalização do tônus muscular: tônus muscular significa a intensidade de contração da musculatura. A intensidade tende a se normalizar. É comum observar que a musculatura ao logo da coluna fica menos contraída depois de realizado o ajustamento.

Aumento do limiar de dor: aumento da resistência do paciente a dor, ou seja, a dor do paciente é reduzida.

Aumento da amplitude de movimento: a articulação ajustada tem a possibilidade de mover mais do que previamente.

Liberação de endorfinas: há certa tendência de aumentos dos níveis de endorfina na circulação sangüínea. As endorfinas são substâncias liberadas pelo próprio organismo e possui propriedades de amenização da dor (analgésicas).

As condições clínicas que a quiropraxia pode tratar

Em princípio o tratamento com quiropraxia pode ser aplicado para quaisquer alterações ditas "funcionais" que afetam o sistema músculo-esquélético. É preciso certificar-se, que, entretanto, que não haja contra indicações para o tratamento quiroprático.

As condições ou alterações funcionais são mais bem definidas como biomecânicas do sistema músculo-esquelético. Por exemplo: pessoas com dores em diversas regiões do corpo humano, decorrentes do uso excessivo, uso repetitivo ou uso incorreto do corpo: lombalgias por má postura ou atividades como carregas pesos; dores nos braços decorrentes de atividades como uso prolongado no computador; dores no ombro decorrentes de esportes como tênis, etc.

As contra-indicações da manipulação articular

Lembrando, a quiropraxia não utiliza somente manobras articulares. Há várias técnicas diferentes que não necessariamente precisam enviar o impulso de manipulação. Os exemplos de contra-indicações estão listados abaixo.

Alterações neurológicas:

- Déficit neurológico progressivo.
- Síndrome da cauda equina.
- Mielopatia.
- Antecedentes de acidentes vasculares cerebrais (contra-indicado para manipulação da coluna cervical apenas).
- Sinais e sintomas sugestivos de insuficiência vértebro-basilar (contra-indicado para manipulação da coluna cervical apenas).

Alterações ósseas e articulares (contra-indicado para realização na região afetada):

- Lesões destrutivas (câncer ósseo, doença de paget).
- Fraturas e luxações agudas ou em consolidação.
- Fraturas patológicas por desmineralização óssea.
- Necrose avascular dos ossos.
- Osteomielite.
- Instabilidade articular.
- Artropatias inflamatórias em fase aguda.

Outros:
- Aneurisma da aorta.
- Paciente simula a dor.
- Doenças malignas.
- Doenças genéticas que acometem o músculo

CUIDE DE VOCÊ E TENHA MAIS QUALIDADE DE VIDA, por Rômulo B. Rodrigues

MAGNETOTERAPIA

É a técnica na aplicação de ímãs e de aparelhos magnéticos especiais em várias partes do corpo, visando à regularização energética do organismo.

A magnetoterapia é baseada no fato de que o homem sofre hoje uma série de doenças devido às interferências que recebe no seu campo magnético natural. A causa é muito variada: desde veículos metálicos, casas de concreto com armações de ferro, os ângulos excessivos nas construções que acabam por alterar a distribuição natural da energia telúrico-magnética. Além disso, o uso de calçados de borracha, a vida em apartamentos, os hábitos sedentários, o excesso de ondas de rádio, televisão e eletrodomésticos também causam desequilíbrios magnéticos e distanciamento do homem em relação às energias primordiais da natureza.

TALASSOTERAPIA

É a técnica de tratamento através da aplicação do sal marinho, da água do mar, dos minerais contidos no mar e de recursos similares. Pode ser tanto externa como interna. Externamente, são feitas aplicações de compressas de sal aquecidas, banhos de água do mar aquecida ou ao natural, etc. Internamente, aplicam-se soluções salinas especiais compostas por elementos da água do mar (magnésio, sódio, carbonatos, etc) e por organismos marinhos como o krill por exemplo.

A talassoterapia baseia-se na teoria de que a vida iniciou-se no mar e que os seres humanos dependem basicamente do equilíbrio mineral no seu plasma, cuja composição hoje é semelhante à composição da água do mar há milhões de anos.

As compressas de sal quente são particularmente úteis contra dores de cabeça e cólicas de todos os tipos (a teoria da talassoterapia explica que esse efeito deve-se às vibrações dos cristais do sal puro, capazes de ajustar a energia orgânica alterada).

CRISTALOTERAPIA
(Terapia dos cristais)

Embora esta modalidade pertença mais às técnicas exotéricas de tratamento, os seus resultados tem atraído médicos naturistas e holísticos.

A teoria e a prática baseiam-se no efeito curativo e harmonizador de certos cristais especiais aplicados sobre determinadas áreas do organismo.

Cristaloterapia é o nome dado ao uso terapêutico dos cristais. Segundo o esoterismo, eles possuem propriedades terapêuticas, devolvem o equilíbrio físico e espiritual, podem até promover a cura de algumas doenças, desde que usados corretamente.

Tribos indígenas como os cherokees, navajos, aparanho, hopi, ananazi, tupi-guaranis, entre outras, sempre souberam usar as propriedades curativas dos cristais.

Os egípcios antigos também cultivavam o uso de cristais. Assim como os ciganos, alguns místicos acreditam que estas pedrinhas possuem uma memória, que guarda impressões e que podem ser resgatadas por um cristaloterapeuta ou um sensitivo.

Aplicações

- Pode ser usado para meditação juntamente com incensos.
- Sendo usado no chakra umbilical (no umbigo), protege contra fluidos impuros e energias negativas.
- Auxilia na cura, desde que energizado e aplicado adequadamente.
- Em ambientes, promove a harmonia e paz para todos no local.

Limpeza e energização dos cristais

A limpeza do cristal é bem simples. Ele deve ser lavado em água corrente. Se ele estiver muito carregado negativamente, deve ser colocado de molho numa vasilha com água e sal.

O cristal pode ser carregado com a energia do sol; para isso, basta expô-lo aos raios solares das 8 da manhã às 10 horas. À noite, pode ser energizado com a luz da lua cheia.

Algumas pedras e seu uso específico:
QUARTZO BRANCO - É estimulante, equilibrador, ativador e desativador de energias.
QUARTZO FUMÊ - Benéfica para os ossos, pés, pernas e joelhos.
QUARTZO VERDE - Para a cura de doenças. Bom para combater o estresse.
ESMERALDA - Resgata a esperança. Apoio nas situações adversas. Aguça a percepção dos sentidos.
GRANADA - Estimula, ajuda a tomar decisões. Combate o cansaço físico.

CITRINO - Benéfica para o aparelho digestivo.

TOPÁZIO - Aumenta o grau de consciência. Boa para o aparelho respiratório, asma, bronquite.

LÁPIS-LÁZULI - Para o desenvolvimento espiritual. Para quem tem problemas de comunicação, de se expressar, falar. Ajuda no tratamento de insônia e de alergias. É uma pedra calmante.

DRUSA - Boa para a estrutura a alma, equilibra o ambiente. Dá otimismo. Clareia as situações.

AMETISTA - Abre o canal de espiritualidade. É calmante, ajudando na insônia, sinusite, tensão, dor e cicatrização.

SODALITA - Para quem tem problemas na comunicação. Pedra da coragem e da autoconfiança.

OLHO-DE-TIGRE - Permite compreender os vários ângulos de uma questão. Abre a mente.

TURQUESA - Trabalha o alívio da tristeza profunda. Auxilia no tratamento das depressões em geral.

CRISTAL BITERMINADO - Cuida de todos os pontos de ligação do organismo, ossos, nervos, músculos (tendinite, bursite, reumatismo, coluna, problemas cerebrais, articulações).

QUARTZO ROSA - Pedra calmante, harmonizadora. Resgata a carência afetiva e a auto-estima. Ameniza a depressão, a insônia, a ansiedade e a agressividade.

REFLEXOLOGIA

Sistema de diagnóstico e de tratamento que utiliza a massagem e a acupuntura, através dos chamados microssistemas holísticos, ou seja, o pavilhão auricular, a planta dos pés, a palma das mãos e outros.
Este método é utilizado principalmente em casos agudos, funcionando como recurso sintomático.

É uma terapia complementar que compreende o tratamento de vários distúrbios pela aplicação de pressão nos pés ou nas mãos. O tratamento de todo o corpo é feito através de determinados pontos, em áreas precisas dos pés e das mãos, relacionadas a regiões particulares do corpo chamadas "zonas reflexas."

O tratamento compreende a aplicação de pressão com a ponto do polegar ou dos dedos sobre pontos reflexos precisos. Aplica-se uma pressão firme, mas não muito forte, e a pessoa que recebe o tratamento experimentará sensações diferentes nas zonas dos pés ou das mãos. Essas sensações são interpretadas pelo terapeuta, indicando quais partes do corpo estão funcionando bem e as que não estão. De acordo com o grau de desconforto (maior ou menor) experimentado nas zonas pressionadas, é possível saber que partes correspondentes do corpo registram maior ou menor desequilíbrio.

A reflexologia é também uma técnica de diagnóstico – o que significa que pode ser usada para descobrir onde há desequilíbrios no corpo. Um reflexologista pode então atuar sobre esses desequilíbrios para tratar uma vasta gama de distúrbios. A reflexologia também pode ser usada preventivamente, para manter o corpo funcionando bem.

Assim como outras terapias complementares, a reflexologia dá bastante tempo para que os pacientes falem sobre si mesmos com o terapeuta, o que permite uma compreensão melhor do próprio paciente e de seus problemas.

O sistema zonal

A reflexologia baseia-se na existência no corpo de um sistema de zonas ou canais longitudinais (verticais) e transversais (horizontais). Os reflexologistas têm acesso à energia do corpo através das zonas, para estimular o corpo e eliminar quaisquer congestionamentos que possam estar causando desequilíbrios.

As zonas longitudinais

As dez zonas longitudinais sobem dos pés pelas pernas e pelo corpo até a cabeça, e descem pelos braços e mãos (esse percurso pode também ser inverso).

Há cinco zonas do lado direito do corpo e cinco zonas do lado esquerdo: a zona 1, ligando o dedão do pé ao polegar; a zona 2, o segundo dedo do pé e o indicador; a zona 3, o terceiro dedo do pé e o dedo médio da mão; a zona 4, o quarto dedo do pé e o dedo anular, e a zona 5, o dedinho do pé e o dedo mínimo.

As zonas são segmentos ao longo do corpo que tem largura igual em cada seção do corpo.

No interior de cada zona há um fluxo de energia que corre por todas as partes do corpo, situadas na mesma zona. As zonas se estendem para os pés e para as mãos; assim, as zonas reflexas que correspondem às diferentes partes do corpo serão encontradas nas mesmas dos pés e mãos.

Segundo esse prisma, é fácil mapear as áreas do corpo que correspondem aos pontos reflexos apropriados nos pés e nas mãos.

Como é feito o tratamento

A maioria das partes do corpo são duplicadas dos dois lados (esquerdo e direito), e os pontos reflexos para essas partes do corpo aparecerão praticamente na mesma posição em ambos os pés. Algumas partes do corpo são encontradas apenas de um lado (por exemplo, o coração) e, portanto, só serão representados em um dos pés (neste caso, o esquerdo).

As zonas reflexas situam-se nas solas, nas laterais e no dorso dos pés; e cada parte dos pés tem uma parte correspondente ao corpo.

Existe um mapa no corpo espelhado na palma das mãos e nas solas dos pés, dividido por zonas longitudinais e transversais. Cada parte do corpo tem uma zona reflexa correspondente nos pés e nas mãos.

O tratamento costuma ser ministrado às zonas reflexas no pé direito primeiro e depois no esquerdo; embora isso possa diferir entre os terapeutas.

Depois de trabalhar os dois pés, é dada atenção às zonas reflexas que afetam determinadas partes do corpo.

As sensações experimentadas

- De acordo com as características pessoais de cada paciente, serão experimentadas diferentes sensações. Quanto maior a sensibilidade, mais desequilibrada estará a parte correspondente do corpo.
- Em algumas zonas, a pressão será sentida, mas não de maneira desconfortável.
- Em algumas zonas, a pressão poderá parecer levemente desconfortável.
- Em algumas zonas, a pressão poderá causar uma pontada aguda, quase como se fosse enfiada uma agulha no pé (esta sensação é passageira, e logo será aliviada pelo terapeuta).

As reações ao tratamento

As reações ao tratamento poderão ocorrer quando o corpo começar a se desfazer das toxinas – pode ser que ocorra um leve enjôo e uma diarréia branda, mas as reações nunca são tão fortes a ponto de incomodar. Sintomas como esses são, geralmente, um sinal encorajador porque indicam que o tratamento está surtindo efeito.

FISIOGNOMONIA

Método diagnóstico oriundo da medicina oriental, baseado na observação de sinais e aspectos da face e do corpo humano, os quais se relacionam com doenças e alterações orgânicas ou funcionais.

Técnica utilizada regularmente pela medicina chinesa e pela medicina alternativa, da qual a medicina oficial utiliza também alguns dados, como por exemplo, o edema das pálpebras inferiores (em certas doenças renais), o batimento das asas do nariz (na redução da ventilação pulmonar), e outros.

BIOCIBERNÉTICA BUCAL

Denominação genérica das técnicas ortodônticas de cunho holístico, com o objetivo de restabelecer o equilíbrio bioenergético global do ser humano.

A biocibernética bucal trabalha com a tese de que a cavidade oral e os dentes são também microssistemas holísticos, ou seja, cada dente está relacionado com um órgão ou função orgânica ou psíquica e, quando esses elementos apresentam alguma alteração ou desequilíbrio, os dentes assumem posicionamentos anômalos.

O trabalho dessa ciência consiste em restabelecer, na medida do possível, a posição normal dos dentes, dos maxilares e a função da cavidade oral, através de aparelhos especiais adaptados a cada caso particular. À medida que o aparelho específico é usado, o indivíduo pode perceber mudanças e ajustes variados, seja no comportamento, nas reações, no humor, no temperamento e em muitas funções orgânicas alteradas.

A biocibernética bucal é uma forma de psicossomatoterapia ortodôntica adiantada, representando um dos exemplos mais perfeitos de aplicação prática do pensamento holístico no campo da medicina.

A técnica foi inteiramente criada no Brasil, e hoje está difundida no mundo inteiro.

BIOENERGÉTICA

O termo serve para indicar o sistema terapêutico que associa corpo e psiquismo, buscando o conhecimento dos bloqueios energéticos criados por traumas, conflitos e experiências negativas da infância e da vida intra-uterina.

A execução da bioenergética depende fundamentalmente de um terapeuta muito experiente, psicólogo e com visão holística.

A bioenergética provocou uma revolução nos conceitos da psicoterapia moderna, pois, aproxima-se bastante da ideologia da medicina integral, ou holística, que compreende o homem como um conjunto indivisível, onde corpo e mente perfazem o indivíduo integral.

GESTAÇÃO E PARTO NATURAL

A medicina holística realça a importância de uma gestação onde haja perfeita saúde para a gestante e para a criança.

A obediência às leis naturais, uma dieta saudável e natural, isenta de alimentos tóxicos (carnes vermelhas e condicionadas, açúcar e derivados, laticínios, enlatados, etc) e de medicamentos, hábitos regulares de vida e abstinência de tabaco, álcool e outras drogas, são condições indispensáveis para um bom andamento da gestação e um parto de qualidade superior.

Entre os alimentos mais importantes para um bom equilíbrio biológico, destacam-se: os cereais integrais, o missô (pasta fermentada de soja), o queijo de soja (tofú), os produtos germinados (broto de alfafa, de feijão, etc), as raízes, as verduras, as frutas oleaginosas (castanhas, nozes, avelã, etc) e outros.

Para uma boa saúde emocional da criança, é importante o equilíbrio psíquico da mãe e um pai presente.

Existem yogas próprios para os "casais grávidos," onde não é necessário saber nenhuma técnica especial para isso. Basta seguir a intuição e "conversar" com o neném, em qualquer fase da gestação.

Prima-se também por um parto fisiológico (natural) possível, dando-se preferência para a posição de cócoras com a participação do marido e estabelecendo-se o estilo "Leboyer" (mínimo de luz na sala do parto, nenhum barulho, corte do cordão umbilical apenas quando parar de pulsar, contato corporal imediato entre o filho e os pais, etc). Sabe-se que estes procedimentos são fundamentais para que se tenha uma criança psíquica e fisicamente saudável, auto-suficiente e corajosa perante a vida.

Para situações de gestações difíceis, perigosas com alguma doença intercorrente, é necessário acompanhamento médico.

Para o bom desenvolvimento da gravidez e como preparo para um bom parto, aconselha-se a prática regular de exercícios especiais para serem executados pela gestante após o terceiro mês de gravidez e sob orientação médica.

GLOSSÁRIO

1. Microssistemas holísticos – Diz-se das regiões do corpo humano que apresentam correlações energéticas com diversas outras. São assim consideradas, por exemplo, o pavilhão auricular, a planta dos pés (vide Reflexologia e Do-in), a face (vide Fisiognomonia), a palma das mãos (Quirologia), a íris (Iridologia) e outros menos importantes, como o céu da boca, o nariz, etc. Estes microssistemas representam energeticamente o todo orgânico e, como tal, são importantes para reconhecimento diagnóstico das condições de cada função, área ou órgão representado, havendo geralmente um "mapa" relativo às inter-relações específicas. Estas áreas respondem também a estímulos terapêuticos, geralmente pela massagem, calor ou acupuntura, com exceção da íris que,

obviamente, é uma área limitada apenas à diagnose.

2. Os textos primitivos não concediam caráter divino a Esculápio, que os gregos chamavam Asclépio. Homero o apresenta na Ilíada como um hábil médico. Com o tempo, passou a ser considerado um deus, filho de Apolo e da mortal Corônis, com o poder de curar os enfermos. Seu templo mais famoso era o de Epidauro, no Peloponeso, fundado no século VI a.C. O teatro dessa cidade foi construído para acolher os peregrinos que acorriam para a festa em honra de Esculápio, a Epidauria. Era também patrono dos médicos e sua figura aparecia nos ritos místicos de Elêusis. Seu culto foi iniciado em Roma por ordem das profecias sibilinas, conjunto de oráculos do ano 293 a.C. Na época clássica, Esculápio era representado, quer sozinho, quer com sua filha Higia (a saúde), como um homem barbudo, de olhar sereno, com

o ombro direito descoberto e o braço esquerdo apoiado em um bastão, o caduceu, que se transformou no símbolo da medicina.

3. Ragas - A palavra raga em sânscrito significa charme, sentimento, cor. Um raga se define por um conjunto de elementos musicais, tais como, uma escala, motivos melódicos, ornamentos típicos e além do conteúdo emocional, pode simbolizar a ira, a alegria, o amor, as estações do ano e as horas do dia. Os ragas foram compostos por autores anônimos e são ouvidas e tocadas até hoje pelos músicos indianos. De acordo com o modo de pensar hindu, tudo é composto de forma e essência, sendo assim, o raga é considerado a materialização (forma) de uma energia muito sutil (essência), o que traduz a busca do homem por sua essência divina. Os ragas também exprimem a beleza da natureza, mesmo porque existe um raga

para cada período do dia, pois o dia sofre variações energéticas de acordo com o principio básico do Universo: criação, pausa e retração. Assim, a manifestação da manhã através da música é naturalmente diferente da tradução da noite. Estas músicas são consideradas inspirações divinas e o compositor é um mero condutor/intérprete desta inspiração; por este motivo que a maioria é de autoria desconhecida, pois o compositor não se considera "criador" do raga, mas apenas um canal que ajuda a dar forma a esta essência.

Os ragas respeitam uma estrutura muito bem definida, composta da seguinte forma:

- Alap: exposição das notas – através do improviso, o musico expõe ao ouvinte a ordem melódica do raga escolhido.

- Gat: composição fixa - esta parte é rica em improvisações. O percussionista e o solista ambos brincam com o raga e o tala (ciclo rítmico definido).

- Tan: terceira parte - a transição acontece gradualmente, acelerando aos poucos. O solista canta mais e mais rapidamente criando suspenses climaxes que somente serão fechados na última nota.

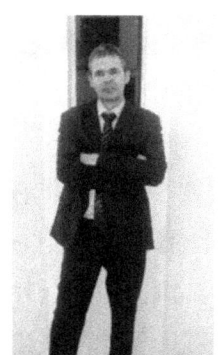

SOBRE O AUTOR

Rômulo Borges Rodrigues é Escritor, Terapeuta Holístico, Mestre de Reiki, Numerólogo e Consultor.

Trabalha com Reflexologia, Reiki, Massagem, Florais, Aconselhamento Terapêutico, Técnicas de Relaxamento, Hipnose, Regressão, Terapia de Vidas Passadas, Numerologia e ministra cursos online.

Estuda e pesquisa sobre a espiritualidade há mais de vinte anos.

Foi membro da Associação Internacional Amigos da Natureza (AIANATU - SP), na qual fez parte do trabalho de cura espiritual. Foi nessa associação onde alguns de seus dons espirituais foram desarquivados.

Também foi membro da Ordem dos Filhos da Luz (Piracicaba - SP). Foi integrante da Ordem dos Templários, onde foi dirigente do hospital de cura espiritual de uma das suas sedes.

Atualmente, é coordenador do Projeto Nova Era na cidade de São Paulo, no qual dá palestras e ministra tratamento alternativo para o público utilizando várias técnicas terapêuticas.

Escreve artigos quinzenais para sites e revistas e é autor das seguintes obras:

- *Uma Civilização Adormecida e Decadente*
- *Momento Apocalíptico – Prelúdio do Juízo Final*
- *Arcanjos e Arquétipos*
- *Guia Prático dos Anjos (Tabela completa de todos os anjos)*

- *Numerologia – A Ciência Milenar dos Números*
- *REIKI – ENERGIA VITAL UNIVERSAL (Harmonia, Equilíbrio e Cura)*
- *OS FLORAIS DE BACH – Equilíbrio e Harmonia Através das Essências*
- *O PODER DA MENTE – A Chave Para o Desenvolvimento das Potencialidades do Ser Humano*
- *Os Ensinamentos de Siddartha Gautama, o Buda*
- *A HISTÓRIA DO BUDISMO – Princípios, conceitos, ensinamentos*
- *Cuide de Você e Tenha Mais Qualidade de Vida – Cuidar de si mesmo é imprescindível para se obter uma vida plena e satisfatória (Vols. III, IV e V)*
- *A Regência Cósmica*
- *Alimentação Saudável = Saúde Perfeita (Vols. I, II, III, IV, V, VI e VII)*

- *"REFLEXOLOGIA (Massagem Podal) – Equilíbrio e bem-estar através da planta dos pés"*
- *"A PODEROSA INFLUÊNCIA DOS NÚMEROS SOBRE AS NOSSAS VIDAS – O que a Numerologia revela sobre nosso passado, presente e futuro"*
- *DESCUBRA SEU POTENCIAL, DONS E TALENTOS INATOS ATRAVÉS DA NUMEROLOGIA*
- *"HIPNOSE, REGRESSÃO, TERAPIA DE VIDAS PASSADAS – Metodologia, efeitos e benefícios"*
- *QUALIDADE DE VIDA – Definição e conceitos*
- *OS MECANISMOS DA MENTE – A sua natureza comportamental*
- *TRATADO SOBRE AS RELIGIÕES E FILOSOFIAS DE VIDA – Síntese dos sistemas religiosos e correntes filosóficas*

- *PRÉ-EXISTÊNCIA E PÓS-EXISTÊNCIA DA ALMA – Vidas passadas, vidas futuras*
- *GUIA COMPLETO DAS TERAPIAS ALTERNATIVAS*
- *ESTUDO SOBRE AS TERAPIAS COMPLEMENTARES*
- *PRINCÍPIOS, FILOSOFIA E METODOLOGIA DA MEDICINA HOLÍSTICA – Os recursos e métodos utilizados nos tratamentos e terapias*
- *CURSO DE REIKI*
- *CURSO DE FLORAIS DE BACH*
- *CURSO DE REFLEXOLOGIA*
- *CURSO DE NUMEROLOGIA – Método simples e pratico*
- *CURSO DE HIPNOSE, REGRESSAO, TVP, TMS – Metodologia simplificada*
- *CURSO DE FENG SHUI - Técnica chinesa milenar de harmonização e equilíbrio de ambientes*
- *CURSO DE RADIESTESIA*
- *CURSO DE CROMOTERAPIA*

CONTATOS COM O AUTOR

E-MAIL: romulobr@outlook.com
FACEBOOK:
http://facebook.com/romuloborgesrodrigues
SKYPE: samadhi514
TWITTER: @_arahat
BLOG: equilibrioeconsciencia.wordpress.com

www.ingramcontent.com/pod-product-compliance
Lightning Source LLC
Chambersburg PA
CBHW071324310526
45789CB00016B/630